WILDUNGEN LES BAINS

TRAITÉ

DES

EAUX MINÉRALES DE WILDUNGEN

PRINCIPAUTÉ DE WALDECK, EN ALLEMAGNE

NOUVELLE ÉDITION

PAR LE

Docteur CHARLES ROERIG

MÉDECIN AUX EAUX DE WILDUNGEN

PARIS

IMPRIMERIE POITEVIN

RUE DAMIETTE, 2 LT 4

1866

WILDUNGEN LES BAINS

TRAITÉ

DES

EAUX MINÉRALES DE WILDUNGEN

PRINCIPAUTÉ DE WALDECK, EN ALLEMAGNE

NOUVELLE ÉDITION

PAR LE

Docteur CHARLES ROERIG

MÉDECIN AUX EAUX DE WILDUNGEN

PARIS

IMPRIMERIE POITEVIN

RUE DAMIETTE, 2 ET 4

1866

« Tous les jours je rends grâces au Dieu tout-
« puissant qui a fait à l'homme le précieux don de
« la fontaine de Wildungen. »

Ainsi s'exprimait le célèbre *Hufeland*, qui, à l'âge
de soixante-dix ans, fut guéri, après trente jours
de traitement, d'un catarrhe très-grave de la vessie
qui avait déterminé faiblesse, amaigrissement, ma-
rasme général.

Je ne suis donc pas le premier à célébrer les
vertus curatives de ces Eaux auxquelles il ne manque
que la publicité pour devenir européennes. Avant
moi, soit par reconnaissance, soit par un juste hom-
mage rendu au nom de la Science, les Eaux de Wildungen ont été étudiées et recommandées par un
grand nombre de professeurs et docteurs en méde-
cine, en philosophie, en chimie et en pharmacie, tels
que *Wolf, Tabernæmontanus, Ellenberger, Tile-
mann, Ramelov, Ovelgun, Gladbach, Muth, Hoff-*

mann, *Valentini, Dolœus, Cellarius, Luyt, Dilichius, Varenius, Sauer, Winkelmann, Hufeland* et *Osann, Drewes* et *Wiggers, Speyer, Fischer, Kreusler, Schauer, Fresenius, Mialhe* et *Lefort.*

Moi même, s'il m'est permis de me citer après tant d'illustres maîtres, j'ai publié en 1865, à Marbourg, deux ouvrages intitulés :

1° *Ueber Entstehang, Eigenschaften, Wirkung, und Anwendung der Wildunger Mineralwässer,* dont le sommaire est ce petit Traité que j'ai essayé d'écrire en français, pour la commodité des nombreux Étrangers qui viennent chaque année aux Eaux de Wildungen ;

2° *Souvenirs de Wildungen.*

La ville de Wildungen (prononcez Wildounguène) dépend de la principauté de Waldeck et est située vers le sud-est, dans la plus belle partie du pays. Elle est à trois heures trois quarts de Cassel, capitale de la Hesse-Électorale, à six heures de Francfort, douze heures de Berlin et quinze de Hambourg.

En attendant un embranchement de chemin de fer, dont les études sont faites, la concession accordée et l'inauguration très-prochaine, il faut, provisoirement, descendre à Wabern (station du chemin de fer de Francfort à Cassel), et l'on y trouve toujours des voitures qui vous amènent en une heure trois quarts par une route très-pittoresque.

————————

Wildungen et ses environs offrent toutes les beautés de la nature et toutes les curiosités que l'on rencontre dans les autres Bains à la mode. Les forêts, qui lui font de tous côtés une verte ceinture, répandent partout leur fraîcheur et leurs senteurs balsamiques. Les montagnes abritent contre le vent et apportent aux poumons un oxygène pur et fortifiant; le vieux château, du haut de son rocher, plane sur la ville et sur un horizon de vingt lieues; une cascade naturelle est à deux pas dans la vallée même où se trouve la source la plus bienfaisante; des chaînes de montagnes du système devonique et silourique, interrompues par de pittoresques masses de rochers arides, vous offrent l'ardoise à fleur de terre partout où la précaution de l'homme n'a pas reboisé. Enfin rien n'est beau comme ces vallées sillonnées de cours d'eau, émaillées de fleurs, et dont le vert éternel défie les rigueurs de l'hiver et les chaleurs de l'été.

En général, le thermomètre Réaumur indique dans la principauté de Waldeck, en hiver $+ 1,6°$, au printemps $+ 9,5°$, en automne $+ 4,3°$ et en été

+ 12,3°. Néanmoins, il y a des jours où la température est plus élevée, et la nature prévoyante offre contre la chaleur la fraîcheur de ces **Eaux minérales-alcalines ferrugineuses acidules** qui sortent des sources différentes.

Sources. — 1° La source acidule gazeuse, bicarbonatée sodique, qui s'appelle en allemand Sauerbrunnen ou bien Stadtbrunnen, mais qui a reçu, en l'honneur de S. A. le prince régnant de Waldeck et Pyrmont, le nom de *George-Victor*-Quelle. Cette source est à 9° Réaumur.

2° La source de même composition, appelée *Wiesen*-Quelle à cause de sa situation dans une vallée, ou *Bade*-Quelle à cause de son emploi pour les bains, à 8° Réaumur.

3° La source appelée Salzbrunnen à cause de ses propriétés salines, mais à laquelle on donne plus communément, en l'honneur de S. A. la princesse de Waldeck et Pyrmont, le nom de *Helenen*-Quelle. Cette source est à 8,3° Réaumur.

4° La source dite Thalbrunnen, qui est à 7,5° Réaumur, est située dans une étroite vallée des environs.

5° Enfin, non loin de là et près d'un pont de bois, il y a encore une source, à 7,6° Réaumur, que l'on nomme Brückenbrunnen, ou encore, à cause de l'abondance de bicarbonate de fer qui s'y rencontre, la Stahl-Quelle.

Nous nous bornerons, pour le présent, à nous occuper des deux sources qui suffisent amplement à tous les besoins et qui sont la source acidule salée dite Salzbrunnen, et la source acidule gazeuse, bicarbonatée sodique, dite Sauerbrunnen, dont *MM. Mialhe* et *Lefort* disaient déjà en 1857 :

« Elle contient une grande quantité de gaz acide « carbonique qui s'élève en bouillonnant à sa sur-« face. »

Elle a été abaissée sur mon conseil, dans les derniers jours du mois d'avril 1865, à peu près d'un mètre ; mais l'eau qui descendit de 21,600 litres en vingt-quatre heures remplit à présent plus de deux fois et demie la mesure, et elle a hérité d'une quantité de gaz carbonique plus que *sextuple* et jaillit plus bouillante qu'autrefois.

Le *rang* des sources, eu égard à leurs principes essentiels, peut être ainsi classé : la source d'en bas, près du pont de bois, contenant beaucoup de protoxyde de fer; celle de la vallée est plus riche en carbonate de chaux, de magnésie et de fer; vient ensuite la source Acidule. Enfin, celle qui est la meilleure pour les bains et la plus riche en sels, sauf le sulfate de soude, est la source Salée.

Les Eaux minérales de Wildungen, bicarbonatées sodiques ferrugineuses, sont aussi fluides et claires que de l'eau distillée; en effet, elles sont soulevées par d'innombrables bulles de gaz acide carbonique qui arrivent en bouillonnant des entrailles de la terre pour se réunir dans un large bassin où elles crépitent dès qu'elles sont en contact avec l'air, et se résolvent en une eau limpide et gazeuse.

· Dès qu'on en remplit un verre, il se forme autour des parois du cristal des vésicules, petites et grandes, qui, aussi, éclatent à leur tour, après avoir, pendant quelques instants, donné l'image d'une vraie cristallisation de gaz. Si on les laisse à l'air ou si l'on n'a pas soin de fermer hermétiquement le récipient où elles sont déposées, au bout d'une demi-journée, l'air donne naissance à de l'oxyde de carbonate de fer ou à un mélange de silice; mais cet inconvénient n'existe pas lorsque les bouteilles sont bien fermées. L'Eau de Wildungen y existe claire pendant des années, et, en outre, n'éprouve aucune altération dans le transport, conservant, loin de la source, toutes ses propriétés curatives.

Occupons-nous maintenant de la vertu des Eaux minérales ferrugineuses acidules de Wildungen ; mais, avant tout, il faut bien distinguer leur action sur les personnes bien portantes et leur emploi en cas de maladies. Cela se comprend facilement, car, d'une part, il faut tenir compte de l'effet produit par l'eau pure sur les organes qu'elle traverse : la bouche, l'estomac et les instincts ; et, d'autre part, il y a encore un effet différent à étudier avec l'eau modifiée par le sang lorsqu'il s'agit des différents organes sécréteurs, tels que les glandes, le tissu capillaire, les poumons, le foie, les reins, etc.

Des Vertus physiologiques de l'Eau gazeuse de la source Acidule Sauerbrunnen.

Cette eau gazeuse, à 9° Réaumur, a un goût très-agréable, très-rafraîchissant, et n'a presque pas d'odeur. Lorsque l'on en boit quelques verres, on ressent dans la bouche et le nez un picotement et un chatouillement très-légers, mais qui n'ont rien de désagréable et n'amènent jamais de ces vifs éternuments qui arrachent les larmes des yeux. Elles produisent instantanément une douce chaleur dans l'estomac et dans l'abdomen et facilitent le jeu des viscères. L'action des muscles augmente ainsi que l'évaporation. Avant leur sortie du corps, qui ne se fait guère attendre, elles facilitent prodigieusement l'émission des urines et ont déjà eu le temps, ne fût-ce qu'en dix minutes, d'agir efficacement sur les voies urinaires. Ces résultats deviennent encore plus rapides et plus importants, si l'on augmente la dose des verres, et la boisson ne cesse pas d'être agréable. Mais l'impression est toute différente si l'on boit, contre l'ordonnance du médecin, un trop grand nombre de verres ou si l'on ne se conforme pas aux temps intermédiaires qui ont été recommandés. Bien que l'évaporation soit large, que l'action diurétique soit augmentée, on ne tarde pas à se sentir la poitrine serrée et tendue, et il se produit le même embarras qu'après un repas trop abondant. Du reste, ces désagréments, qui arrivent par imprudence, au lieu du bien-être que l'on cherchait, ne sont pas de longue durée, et bientôt on se retrouve à son aise comme auparavant. L'activité des membranes pituitaires a déjà fait des progrès le lendemain de la journée où l'on a bu ses premiers verres, mais augmente davantage les jours suivants. Il en est de même de la sécrétion de toutes les glandes, qui s'accélère d'heure en heure et permet bientôt de se débarrasser sans effort de tout ce qui les obstruait, et par suite la bouche devient plus fraîche, la gorge, les poumons se purifient, et l'on constate bientôt une plus grande sécrétion des glandules de l'intestin, bien qu'elle parût d'abord diminuée.

Des Vertus physiologiques de l'Eau minérale de la source salée (Helenenquelle ou Salzbrunnen).

L'action de l'Eau acidule salée de ce réservoir naturel a bien des rapports avec celle de la source acidule (Sauerbrunnen), mais il faut noter cependant quelques différences. L'influence produite par le carbonate, c'est-à-dire le picotement et le chatouillement que l'on ressent quand on a bu un ou deux verres, se représente également dans cette source comme dans l'autre. Dès que l'effet du gaz acide carbonique est exhalé, le palais sent très-nettement le goût du sel. De même pour la fraîcheur, le goût agréable, la douce chaleur et l'activité progressive dans l'estomac et dans l'abdomen, le résultat est le même dans les deux cas. Mais la source salée ne fait naître aucun malaise passager chez ceux qui n'y sont pas habitués, elle ne cause aucune obstruction chez les malades pléthoriques ou débiles; son effet étant très-grand sur les organes digestifs, elle favorise extraordinairement les excrétions naturelles, qu'elle rend plus faciles, plus abondantes, et qui, de couleur claire d'abord, finissent par passer au jaunâtre et au brun.

L'on ne ressentira jamais de douleurs si l'on s'astreint à boire l'eau salée en réservant entre chaque

verre ou même deux verres un espace intermédiaire
de douze à quinze minutes et en se bornant pour les
matins à une quantité de cinq à sept ou huit verres,
selon l'âge, le tempérament et les conditions parti-
culières du malade, le tout soumis à l'appréciation
et aux ordonnances du médecin. L'influence de cette
eau salée sur les voies urinaires n'est point déter-
minée et ne cède en rien à celle de la source bicarbonatée sodique-ferrugineuse (Sauerbrunnen). Non-
seulement elle excite encore plus aux urines, mais
elle en facilite l'émission avec beaucoup plus de force
et de régularité qu'auparavant, et les évacuations,
lorsqu'on boit une quantité modérée d'eau, demeurent
claires et non chargées, sauf les cas où la température s'élève ou baisse trop subitement, ou bien encore quand les sueurs sont trop abondantes, ou bien
que les malades pléthoriques ont commis l'imprudence
de boire avec exagération de l'eau salée. L'Eau de
Salzbrunnen n'attend pas plus d'une journée pour
prouver son efficacité sur les membranes et les
glandes pituitaires, efficacité qui ne fait que croître
en sextuplant et en décuplant les jours suivants. A
ce moment il s'opère dans les poumons, dans la res-
piration, dans les fosses nasales, dans toutes les muqueuses, en un mot, un jeu régulier et des excrétions
très-faciles.

L'efficacité des deux sources dont nous parlons, la
Sauerbrunnen et la Salzbrunnen, est égale contre les

catarrhes chroniques des organes respiratoires, ceux de la digestion (c'est-à-dire de l'estomac, des intestins et du foie), mais principalement contre les affections des reins, des voies urinaires, de la vessie dont ces eaux commencent, avant la guérison complète, par calmer les vives douleurs. Les tumeurs du foie que ces affections avaient fait naître disparaissent, de même que la jaunisse. Dans les cas de gravelle, les Eaux de Wildungen sont infaillibles, s'attaquant aux calculs les plus petits comme aux plus grands; elles en opèrent, par leur vertu résolutive, la très-prompte dissolution et préviennent la formation de nouveaux graviers.

Les cas de guérison sont très-nombreux. On comprend que, sur un sujet aussi grave, la discrétion doit être le premier devoir d'un médecin, et que nous devons renoncer à citer plusieurs cures inespérées. Mais nous sommes assez payé quand, au bout de quelques semaines seulement de traitement, nous voyons partir joyeux, bien portants et reconnaissants, les nombreux étrangers qui viennent, souvent après avoir essayé de tout, demander leur guérison aux Eaux de Wildungen.

Des Bains minéraux acidules-ferrugineux de Wildungen.

Un mot maintenant sur nos Bains Minéraux. Préparés avec l'eau de la source acidule et l'eau de la source qui naît dans la prairie, ils sont généralement chauffés et donnés aux malades à la température de 25 à 28° Réaumur. Ils sont tous de même composition, et l'on prend les plus grandes précautions pour que l'acide carbonique qui est contenu dans l'eau s'évapore le moins possible.

Lorsque l'on prend un de ces bains minéraux, une sensation agréable s'étend peu à peu dans tout le corps et y demeure même après la sortie du bain. La légère oppression de poitrine qui se manifeste à l'entrée ne dure que quelques secondes, bientôt on se sent respirer plus à l'aise, et au bout de quelque temps on éprouve le besoin de prendre et de rendre une plus grande quantité d'air. Ce qui donne à nos bains ces agréments et leurs vertus salutaires, c'est la chaude température de l'eau, la présence des nombreux sels qui peu à peu se fondent dans l'eau et pénètrent dans la peau d'après les lois de diffusion, mais c'est principalement la grande quantité de globules d'acide carbonique qui vont et viennent, s'élevant par milliers de tous les côtés de la baignoire, et finissant par couvrir toutes les parties du corps qui

sont immergées. Enfin, un effet non moins heureux, c'est cette rougeur salutaire de la peau qui
est sans cesse piquée par l'acide. La fonction des
autres organes, loin d'être diminuée, acquiert un
nouveau développement. L'action des intestins n'est
troublée en rien, le jeu des poumons fonctionne li-
brement et une nouvelle activité se fait remarquer
dans les voies urinaires. Les douleurs qui pouvaient
exister diminuent sensiblement, les malades qui
étaient attaqués de spasme, de paralysie, d'atonie et
qui souffraient d'hémorrhoïdes persistantes ou des
calculs de la vessie et ne pouvaient satisfaire aux né-
cessités de la nature qu'avec des souffrances atroces
et pendant des heures entières de lutte, de même
que ceux qui, au contraire, éprouvaient une débilité,
une faiblesse extrêmes ne leur permettant pas de se
retenir un instant, — tous ces malades, après avoir
pris seulement plusieurs bains, sentiront un soulagement tel que d'abord les douleurs aiguës disparaî-
tront, puis les fonctions se rétabliront avec tant de
régularité, que pendant les vingt à trente ou quarante
minutes du bain l'émission sera indispensable et
souvent répétée.

Maladies guéries à Wildungen.

Maintenant que nous avons détaillé les propriétés et l'effet physiologique des Eaux et des Bains minéraux de Wildungen, nous allons passer en revue les *Maladies* qui depuis des siècles viennent ici chercher leur guérison :

Citons d'abord *l'appauvrissement du sang* qui se rencontre si souvent chez les enfants et résulte de la privation de quelques parties essentielles du sang, principalement les corpuscules rouges et la substance globuline ; l'anémie et la *chlorose* dont les jeunes filles sont souvent attaquées au moment de la menstruation et lorsqu'il y a interruption dans les périodes mensuelles ; les hémorragies, quand le corps est affaibli par une grande perte de sang. Il faut aussi noter dans cette catégorie les maladies essentielles de l'organisme, la débilité, la fatigue causées par les grands travaux d'esprit ou de corps, l'abattement et la consomption qu'amènent les grandes douleurs morales ; enfin ceux qui, à la suite de longues maladies entrent en convalescence, abrégeront par un court séjour à Wildungen le temps qui les sépare d'un complet rétablissement.

Dans tous ces cas, ce qu'il faut employer avant tout, c'est le bain chauffé à la température indiquée et l'Eau acidule des sources Sauerbrunnen et Thalbrunnen.

En second lieu, les Eaux minérales de Wildungen, spécialement l'Eau salée, produisent un excellent effet dans les cas de *Catarrhes chroniques* des membranes pituitaires, du gosier, des fosses nasales, du globe de l'œil, des paupières, des poumons et des organes digestifs. On recommande contre ces affections les bains quotidiens ou en boisson la valeur de cinq à sept verres d'eau chaque matin et de trois à quatre chaque après-midi.

Quant aux *Catarrhes des reins et de la vessie*, nos eaux bicarbonatés sodiques ferrugineuses sont, à juste titre, préférées à beaucoup de leurs rivales. Il existe bien peu de cas rebelles où l'on ne sente pas une grande amélioration, au bout de quelques jours seulement du traitement à l'eau acidule ou salée, et où la santé ne soit pas revenue après avoir bu en deux fois d'abord de quatre à six, puis de deux à trois verres par jour. Il faut, pour que ce résultat infaillible soit obtenu dans un si court espace de temps, que le corps du malade ne fomente pas une irritation maladive, causée, soit par un défaut de conformation de la vessie, soit par l'hypertrophie, soit enfin par des blessures non cicatrisées ou la présence des corps hétérogènes.

Les Eaux minérales de Wildungen s'emploient également avec grand succès dans le traitement des *Catarrhes de l'urètre* et *des vaisseaux séminaux* chez l'homme et chez la femme, de même que contre la

stérilité, si elle est le résultat d'un catarrhe, du re-
lâchement des muqueuses, d'un écoulement pério-
dique, d'une faiblesse générale ou d'une impuissance
momentanée.

Pour guérir ces maladies, il faut faire usage de
l'Eau salée, de l'Eau acidule ou de l'Eau de la source
de la vallée, à la dose de cinq à huit le matin et de
trois à quatre verres l'après-midi, et il faudra ne pas
négliger la douche ascendante. Enfin, dans des cas
déterminés, surtout contre les rétrécissements, il
sera bien aussi d'user une ou plusieurs fois par jour
de bougies huilées ou trempées dans l'extrait de bel-
ladone.

Signalons encore nos Eaux comme un remède con-
sacré contre *la Paralysie vésicale, la faiblesse des
muscles expulsants ou contenants, les spasmes des
parties, les écoulements, les hémorrhoïdes, le saigne-
ment des reins*, de même que celui qui parfois s'o-
père par les voies urinaires, et dans ces circonstan-
ces nous recommandons l'Eau salée et l'acidule.

L'on se trouvera bien également de la source salée
et des bains chauds de Wildungen contre *les Rhuma-
tismes chroniques;* quelques malades, pour avoir suivi
nos conseils pendant trois ou quatre semaines au plus,
se sont trouvés rétablis de façon à n'avoir pas eu
besoin de recommencer de traitement depuis plusieurs années.

La source Salzbrunnen est employée avantageusement pour combattre *les Insomnies*, lorsqu'elles ne sont pas les symptômes d'une maladie aiguë, mais plutôt le résultat d'une maladie chronique, soit la constipation, soit le gonflement des intestins ou les oppressions de la poitrine.

Nous conseillons aussi l'emploi des Eaux de la source Sauerbrunnen, quand il s'agira d'attaquer dans les *maladies diabétiques* l'abondance du sucre et des urines et de diminuer les soifs abondantes et les fringales qui l'accompagnent d'ordinaire. Mais nous n'entendons pas dire que nos Eaux suffisent à guérir le Diabète et qu'il faille s'abstenir de tout autre remède. Seulement les malades s'en trouveront très-bien.

Mais où les Eaux de Wildungen sont souveraines, où leur supériorité est établie par l'expérience de trois siècles, c'est contre *la Pierre* et *les Calculs des voies urinaires*.

La Salzbrunnen et la Sauerbrunnen, bues en quantité de cinq à huit verres et même davantage chaque matin, plus la moitié après-midi, et secondées par l'usage quotidien de nos bains à la température de 28 à 30° degrés Réaumur, entraînent hors du corps la gravelle, le sable et les fragments de calculs dans la période de quelques jours. Il faut que les malades boivent beaucoup d'eau et prennent force bains, lorsque les douleurs surviennent à la suite de petits calculs qui ne peuvent se faire une route hors du canal.

Citons à l'appui de nos assertions, qui reposent sur l'expérience de nombreuses années et sur des cures merveilleuses, le témoignage de deux savants dont la réputation est si justement établie en matière d'Eaux minérales :

« L'Eau de Wildungen, disent MM. Mialhe et Le-
« fort, procure un grand soulagement en modérant
« les douleurs ordinaires de la gravelle et facilite
« l'émission des urines; de plus, par sa vertu réso-
« lutive, elle diminue les calculs, favorise leur ex-
« pulsion, en opère souvent la dissolution et prévient
« la formation de nouveaux graviers et de nouvelles
« pierres.

« Par sa composition chimique, l'Eau de Wildun-
« gen rend les mêmes services que les Eaux bicar-
« bonatées plus fortement chargées de principes mi-
« nérateurs; mais, mieux que ces dernières, elle est
« applicable à toutes les affections graveleuses, soit
« uriques, soit phosphatiques; car, dans les cas d'irri-
« tabilité excessive de la vessie, elle est parfaitement
« supportée, alors que les Eaux d'Ems et surtout les
« Eaux de Vichy ne font qu'aggraver les douleurs et
« les désordres. »

(Voir le précis analytique des Eaux minérales de l'Allemagne, page 12.)

Chaque bouteille contenant les Eaux minérales de Wildungen est marquée de l'Étiquette : **Wildunger Wasser** et cachetée, l'Eau de Salzbrunnen avec de la cire jaune, celle de Sauerbrunnen avec de la cire noire. Elles sont affranchies de toute redevance en douane, aux termes de la convention de 1864 entre la France et l'Allemagne, au sujet des droits d'importation et d'exportation.

S'adresser, **pour se procurer les Eaux de Wildungen,** sur les lieux, à l'honorable et très-obligeant inspecteur général M. Schmidt, ou à l'auteur de cet ouvrage.

Les Étrangers trouveront les appartements ou chambres à leur goût et à des prix modestes, de même que la table et tout ce dont ils auront besoin dans les nombreux hôtels et logements particuliers. Citons dans la ville même, d'abord excellent, l'hôtel zum Deutschen Hause (C. Schleiermacher), puis l'Hof von Waldech, l'hôtel de Russie et, près de la source acidule, l'hôtel de l'Europe. Le Grand-Hôtel sera achevé au mois de juillet, mais nous recommandons avant tout l'établissement des bains, dit Badelogirhaus, spacieuse et confortable maison, où plus de cinquante chambres charmantes sont réservées pour les malades.

Il serait injuste de terminer cette notice sur Wildungen sans mentionner le magnifique Kursaal qui est érigé depuis quelques années. La distraction a été de tous temps un des remèdes que les médecins ont employés avec le plus de succès, et sous ce rapport, les malades en voie de guérison, les convalescents. les Étrangers qui viennent pour leur plaisir sont heureux de trouver à Wildungen, comme dans toutes les stations thermales, une bonne musique qui joue trois fois par jour, une salle de bal où la jeunesse du pays danse tous les dimanches, lorsqu'il n'y a pas représentations théâtrales, un salon de lecture où se trouvent journaux de France et d'Allemagne, enfin les émotions et chances du trente et quarante, du pharaon et de la roulette, qui fait aux joueurs l'avantage du quart de zéro.

***

Excusez les fautes de français, et soyez indulgents pour l'auteur, qui, en écrivant pour la première fois dans une langue qui ne lui est pas familière, n'a eu qu'un but : rendre service aux nombreux Étrangers qui viennent chaque année à Wildungen et qui ne savent pas l'allemand.

ANALYSE

DE LA

Source Georg-Victor de WILDUNGEN

PAR MM. MIALHE ET LEFORT, EN 1857

Principes contenus dans un litre = **1,000** grammes.

Température = **10°** C = **8°** R,, poids spécifique = **1,002**.

	gr.
Bicarbonate de soude. . . . . , .	1.639
Bicarbonate de potasse.	0.061
Bicarbouate de chaux.	0.469
Bicarbonate de magnésie.	0.295
Bicarbonate de protoxyde de fer.	0.020
Bicarbonate de protoxyde de manganese. . . .	traces.
Sulfate de soude.	0.076
Chlorure de sodium. . . . . . . , . . .	0.008
Silice.	0.018
Arsénite de soude.	traces.
Matière organique	traces très-peu apparentes.
Total des principes fixes. .	2.586
Acide carbonique libre.	1.639
Total général. .	4.225

PARIS — IMPRIMERIE POITEVIN, RUE DAMIETTE, 2 ET 4.

PARIS. — IMPRIMERIE POITEVIN, RUE DAMIETTE, 2 ET 4.

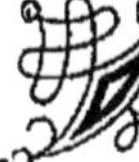

www.ingramcontent.com/pod-product-compliance
Ingram Content Group UK Ltd.
Pitfield, Milton Keynes, MK11 3LW, UK
UKHW010916160726
13695UKWH00007B/2587